CONTRIBUTION A L'ÉTUDE

DU TRAITEMENT

DES ENDOMÉTRITES

PAR LE CURETTAGE SUIVI D'ÉCOUVILLONNAGE

ET D'INJECTIONS INTRA-UTÉRINES

PAR

Jules MAURIN

Docteur en médecine

Ancien interne de première classe à l'hôpital de Mustapha
Médaille d'honneur (Épidémie de choléra 1893)

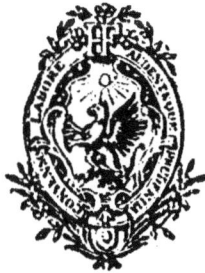

MONTPELLIER
IMPRIMERIE CENTRALE DU MIDI
(HAMELIN FRÈRES)
—
1895

CONTRIBUTION A L'ÉTUDE

DU TRAITEMENT

DES

ENDOMÉTRITES

PAR LE CURETTAGE

PAR

Jules MAURIN

Docteur en médecine

Ancien interne de première classe à l'hôpital de Mustapha
Médaille d'honneur (Épidémie de choléra 1893)

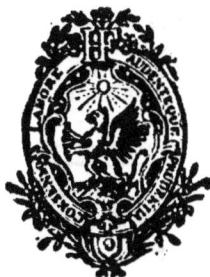

MONTPELLIER
IMPRIMERIE CENTRALE DU MIDI
(HAMELIN FRÈRES)
—
1895

PERSONNEL DE LA FACULTÉ

MM. MAIRET................. DOYEN
CARRIEU................. ASSESSEUR

PROFESSEURS

Clinique chirurgicale.........................		MM. DUBRUEIL (✻).
Id.	SERRE (Ch. du c.)	
Hygiène.........................		BERTIN-SANS.
Clinique médicale.........................		GRASSET (✻).
Clinique chirurgicale.........................		TÉDENAT.
Clinique obstétricale et gynécologie		GRYNFELTT.
Anatomie pathologique.........................		KIENER (✻).
Thérapeutique et matière médicale..............		HAMELIN (✻).
Anatomie.........................		PAULET (O.✻ ✻).
Id.	GILIS (Ch. du c.)	
Clinique médicale.........................		CARRIEU.
Clinique des maladies mentales et nerveuses.......		MAIRET.
Physique médicale.........................		IMBERT.
Botanique et histoire naturelle médicale		GRANEL.
Opérations et appareils.........................		FORGUE.
Clinique ophtalmologique.........................		TRUC.
Chimie médicale et pharmacie..................		VILLE.
Physiologie.........................		HEDON.
Histologie.........................		VIALLETON.
Pathologie interne.........................		N....
Id.	RAUZIER (Ch. du c.)	
Médecine légale et toxicologie		N....
Id.	DUCAMP (Ch. du c.)	

PROFESSEUR HONORAIRE : M. JAUMES.

CHARGÉS DE COURS COMPLÉMENTAIRES

Clinique annexe des maladies des enfants.	MM. BAUMEL, agrégé.
Accouchements.........................	GERBAUD, agrégé.
Clinique ann. des mal. syphil. et cutanées..	BROUSSE, agrégé.
Clinique annexe des maladies des vieillards.	SARDA, agrégé.
Pathologie externe.........................	ESTOR, agrégé.
Histologie.........................	DUCAMP, agrégé.

AGRÉGÉS EN EXERCICE :

MM. SERRE	MM. BROUSSE	MM. DUCAMP
BAUMEL	SARDA	RAUZIER
GERBAUD	ESTOR	LAPEYRE
GILIS	LECERCLE	MOITESSIER

MM. H. GOT, secrétaire.
F.-J. BLAISE, secrétaire honoraire.

EXAMINATEURS
DE LA THÈSE :
{ MM. TÉDENAT, président.
GRYNFELTT.
SERRE.
GERBAUD.

La Faculté de médecine de Montpellier déclare que les opinions émises dans les Dissertations qui lui sont présentées doivent être considérées comme propres à leur auteur ; qu'elle n'entend leur donner ni approbation ni improbation.

AVANT-PROPOS

———

Le dernier mot sur le traitement des endométrites est bien loin d'avoir été dit, aussi est-il encore permis d'apporter sa pierre à l'édifice. Le moment même est venu de reparler de ce traitement, car les progrès accomplis en gynécologie, grâce à l'antisepsie, permettent d'entrevoir une époque d'avancement rapide et de résultats définitifs.

Pendant nos trois années d'internat à l'hôpital civil de Mustapha, il nous a été permis d'assister à un grand nombre de curettages.

Or, de l'ensemble de toutes ces opérations et de diverses appréciations, l'opinion générale qui en est résultée s'est montrée favorable à ce procédé, et, aujourd'hui que les observations se sont multipliées à l'infini, nous possédons les éléments nécessaires pour apprécier sciemment la valeur d'une méthode dont les avantages ont eu le temps de se dévoiler aux yeux de tous.

Pénétré de cette idée, nous avons pensé qu'il ne serait pas sans intérêt de réunir en quelques pages un certain nombre d'observations, et d'énumérer, avec une entière impartialité,

IV

les avantages de cette méthode, après avoir rappelé les discussions qui ont été soulevées à ce sujet dans ces dernières années.

A défaut d'autre mérite, ces quelques pages peuvent au moins revendiquer celui de la sincérité ; car nous pouvons affirmer avoir vu ce dont nous parlons.

Avant de commencer ce modeste travail, pour lequel nous réclamons toute l'indulgence de nos Juges, nous prions M. le professeur Tédenat de vouloir bien agréer l'hommage de notre gratitude pour l'honneur qu'il nous fait en daignant accepter la présidence de cette thèse, et nous lui adressons l'expression de nos plus vifs remerciements pour les précieux conseils qu'il a bien voulu nous donner dans le cours de ce travail.

Enfin, nous sommes heureux que l'usage nous permette de remercier nos professeurs de l'École de médecine d'Alger et nos anciens chefs de service de l'hôpital civil de Mustapha.

Que notre cher directeur, M. le docteur Texier, veuille bien nous permettre de lui offrir l'expression de notre sincère reconnaissance et de notre profond attachement, tant pour l'enseignement que nous avons reçu que pour la bienveillance avec laquelle il nous a toujours accueilli.

Que nos amis les docteurs Goinard, Bourlier et Scherb, internes à l'hôpital, reçoivent la vive expression de notre amitié.

CONTRIBUTION A L'ÉTUDE

DU TRAITEMENT

DES

ENDOMÉTRITES

PAR LE CURETTAGE

HISTORIQUE

Étymologiquement curettage veut dire : emploi de la curette.

Cette opération, inventée en 1846 par Récamier, fut, pour
ce grand chirurgien, un triomphe de bien courte durée. En
effet, à ce moment, l'antisepsie étant encore inconnue, le curettage eut à enregistrer des accidents terribles, et la méthode
ne tarda pas longtemps à tomber dans l'oubli.

En 1853, Nélaton et Nonat ; en 1856, Gosselin et Trousseau,
publient dans la *Gazette des hôpitaux* des articles en faveur
du curettage.

En 1855, à la Société de chirurgie, Richet, Robert et Mai-
sonneuve s'étaient déjà unis contre Cloquet, Michon, Hervez
de Chégoin, opposés à l'opération de Récamier.

En 1858, Rouyer, inspiré par Nélaton, publie en faveur du
currettage une thèse condamnée par Aran.

Cette intervention chirurgicale est, à cette époque, bien peu connue à l'étranger. Aussi est-elle impitoyablement repoussée par les chirurgiens allemands et autrichiens.

En Angleterre, en 1853, à la Société médicale de Londres, cette invention, d'origine française, est à peine défendue par Tilt.

Après l'avènement de la doctrine listérienne et les innombrables découvertes de Pasteur, on eut à la fois l'explication des phénomènes septicémiques, et le moyen de les éviter. Par suite de la découverte de l'antisepsie, les opérations devenaient inoffensives et le currettage n'eut plus par lui-même à enregistrer les accidents autrefois si fréquents.

Aussi Bonat, en 1874 ; Demarquay, en 1876, et Gallard, en 1877, reprennent la méthode de Récamier.

L'Allemagne prend alors la tête du mouvement et inaugure, par Simon, en 1872 ; Heger, Kaltenbach et Olshausen, en 1875, une ère nouvelle en traitant les endométrites par le curettage.

Ce n'est qu'en 1877 que ce mode de traitement est repris en Angleterre, par Taït, Playfair, Edn, Hart et Barbour.

L'opération de Récamier est défendue, en Suisse, par Rapin et Vulliet ; en Belgique, par Walton et Fraipont.

La France seule reste alors indifférente au mouvement qui l'entoure, et ce n'est qu'en 1884 seulement qu'un revirement complet va se produire.

Doleris publie alors un rapport sur l'écouvillonnage de l'utérus, qu'il trouve insuffisant dans le plus grand nombre des cas d'endométrites et qu'il tend à remplacer par le curettage.

En 1885, Torres Mendiola publie sa thèse sur le curettage dans l'avortement, et Richet se sert de la curette de Sims pour les polypes folliculaires.

Larroche fait ressortir les avantages de la curette dans les

hémorragies dues aux fongosités qui tapissent la cavité utérine.

Terrillon fait alors une leçon clinique sur les avantages du
curettage.

En 1886, le 11 mars, Doleris fait une communication à la
Société d'obstétrique et de gynécologie sur le curettage de
l'utérus dans huit cas d'avortement, puis quelques mois après
publie un mémoire intitulé : « Conduite à tenir dans l'avortement, curage et écouvillonnage de l'utérus pour l'extraction
du placenta retenu dans la matrice. »

Une polémique, peu courtoise, s'élève alors entre le professeur Pajot et Guéniot d'une part, et Doleris d'autre part,
qui, en réponse à de trop vives attaques, dépose, en juillet
1886, un long mémoire sur l'endométrite et son traitement.

En 1887, les partisans de la cautérisation, Dumontpallier et
Polaillon, se refusent à dénigrer la nouvelle méthode ; ils prô-
nent la leur, mais n'attaquent pas celle de leurs confrères.

Depuis les discussions de 1887 à la Société obstétricale et
gynécologique, un réveil s'est réellement produit

Pozzi fait écrire en faveur du curettage deux thèses, dont
l'une par Melik et l'autre par Desmoulins.

Doleris inspire MM. Veper, Boureau et Chartin, devenus
tous trois partisans de l'intervention chirurgicale dans les cas
de métrite.

Dans sa statistique, Trélat compte jusqu'en 1889 cent deux
curettages sans un cas de mort.

Au mois de mars 1888, Poulet, dans une communication
faite à la Société de médecine (*Lyon médical*), et Charles
Rolland, dans sa thèse, sont d'avis qu'il faut recourir à la dilatation et au curettage dans toutes les inflammations utérines, même lorsque les produits septiques sont allés faire de
la paramétrite autour de l'organe. Cette communication était
basée sur cinquante et une observations de malades atteintes

de métrite ou de paramétrite, qui toutes ont guéri sans complication : sur ce nombre, douze avaient des foyers de paramétrite variant du volume d'un marron à celui d'une orange.

A peu près à la même époque, Charpentier et Doleris ci-
tent, dans le *Bulletin médical* de 1888, plusieurs cas de septicémie puerpérale avec gangrène du vagin, guérie par le
curettage et l'écouvillonnage.

Doleris ajoute que les injections intra-utérines peuvent suf-
fire dans les cas légers de septicémie puerpérale, mais affirme
hautement que, s'il y a un centimètre d'épaisseur de putrilage,
ces injections deviennent insuffisantes et qu'il faut avoir recours
au râclage.

Charpentier publie de nouveau un article dans la *Gazette
des hôpitaux*, le 18 septembre 1888, et prouve, avec Guéniot,
qu'il faut avoir recours au curettage dans les formes graves
d'endométrite septique.

Vers les mois de février et de mars 1888, Poulet et Rapin
disaient, à la Société de médecine de Lyon, que la paramétrite aiguë, au lieu de contre-indiquer le curettage, constituait
à proprement parler une véritable indication. Ils ne faisaient
d'exception que pour la paramétrite suppurée.

A la fin du mois de décembre 1888, Trélat préconise le curettage, non seulement dans les cas de métrites compliquées
d'accidents chroniques péri-utérins, mais encore quand il
existe une inflammation aiguë autour de la matrice.

En avril 1889, Chevaliers et Rolland arrivent aux mêmes
conclusions que Poulet.

Cantin, sous l'inspiration de Trélat, écrit une thèse dans
laquelle il prétend que les lymphangites péri-utérines sont
une indication très nette de curettage.

Terrier publie, à la même époque, une statistique portant
sur trente observations suivies de guérison.

Sur vingt-six cas d'endométrite, Chartier ne voit survenir

la mort que deux fois, et encore dans des cas absolument désespérés.

Pendant l'année 1890, paraissent, dans le *Bulletin médical* et la *Gazette des hôpitaux*, de nombreux articles écrits par Bouilly, Trélat, Routier, Terrillon, Richelot, Terrier, Paul Reynier, Doleris, Pichevin et J. Para. Tous ces praticiens se montrent favorables au curettage. En effet :

Trélat, dans ses leçons cliniques (*B. M.*, page 207), fait un cours sur le traitement des endométrites et donne sa statistique portant sur 206 curettages faits pendant ces trois dernières années. La plupart de ces opérées, dit-il, ont été suivies assez longtemps pour qu'on ait pu constater la persistance de la guérison. Cette méthode, a-t-il ajouté, triomphe surtout dans les cas d'endométrites hémorragiques et catarrhales.

Routier (*B. M.*, page 207) obtient, sur 24 curettages, les résultats suivants ;

12 métrites blennorrhagiques . . . 12 succès complets.

4 — purulentes . . . . . . 4 améliorations.

8 — catarrhales . . . . . . guérison dans la plupart des cas.

Terrillon (*B. M.*, page 207) donne également une statistique très intéressante portant sur 63 curettages :

1re série 15 curettages suivis de succès rapides.

2e série 39 curettages dont { 21 suivis de succès complets. 11 améliorations sensibles.

3e série eut à enregistrer 12 insuccès dus aux complications telles que salpingites, etc.

Richelot (*B. M.*, page 207) n'a eu, sur 70 curettages, que 17 insuccès dus aux complications tubaires et ovariennes. Sur ces 17 malades, 14 ont accepté l'ablation des annexes et ont complètement guéri.

Terrier pratique le curettage et obtient les meilleurs résultats.

Pozzi (*B. M.*, page 255) rappelle les accidents de sténose et d'atrésie obtenus par la cautérisation de la muqueuse utérine avec les crayons au chlorure de zinc, et préconise l'opération de Récamier.

Depuis sept ans, cet éminent gynécologue pratique le curettage et n'enregistre, dans sa statistique portant sur 500 opérées, que de véritables succès.

Le curettage, affirme-t-il, rend de réels services dans les cas de salpingites catarrhales, mais cette intervention chirurgicale doit être rejetée dans les cas de salpingites suppurées.

Trélat a observé 3 cas de sténose survenue à la suite de l'application du traitement de Polaillon, et rejette les crayons au chlorure de zinc comme étant d'une application tout à fait exceptionnelle.

Paul Reynier (*B. M.*, p. 299) ne se montre pas complètement satisfait de la cautérisation au chlorure de zinc, et constate que cette méthode offre des inconvénients sérieux qu'il est facile d'éviter par le curettage.

Doleris (*B. M.*, p. 356) préconise le curettage dans la métrite, rejette systématiquement toute cautérisation, et affirme qu'il se produit dans les trois cinquièmes des cas des atrésies du corps et du col qui amènent la stérilité, accident qui n'est pas à craindre avec le curettage.

Charpentier (*B. M.*, p. 739) prétend que Polaillon est le seul chirurgien qui n'ait pu constater des cas d'atrésie à la suite de la cautérisation.

On n'observe jamais des cas d'atrésie à la suite du curettage, ajoute l'auteur, si on a eu soin de cautériser, après l'opération, avec un caustique léger tel que la créosote ou la teinture d'iode.

Bouilly (*Gazette des hôpitaux*, p. 217) dit qu'il résulte de la discussion de MM. Terrillon et Lucas-Championnière, que le curettage réussit d'autant mieux, qu'il ne s'adresse qu'à une

altération strictement limitée à la muqueuse utérine. En cu-
rettant l'utérus, il semble cependant qu'on améliore l'état de
la trompe qui commence à être atteinte par l'inflammation. Il
considère le curettage comme inutile, d'un effet nul, mais non
dangereux dans les cas de salpingites prononcées.

Martin, Béniké, Henricius (*Gaz. des hôp.*, p. 421), consta-
tent en cinq ans 89 grossesses survenues après le curettage.

J. Para (de la Ferté-Alais), ancien aide d'obstétrique et de
gynécologie, fait une communication à la *Gazette des hôpitaux*
(p. 1075), dans laquelle il cite sept cas d'endométrites traitées
avec succès par le curettage combiné à l'écouvillonnage ou
associé à d'autres opérations (trachélorraphie, opération de
Schrœder).

Le 19 février 1890, à la suite d'une discussion, M. Bouilly
fait de nouveau une communication dans laquelle il cite Richelot, Trélat, Terrillon et Terrier comme les plus fervents de la
méthode de Récamier. M. Desprès lui-même, dans la *Gazette
des hôpitaux*, fait adhésion à ce procédé.

Polaillon (*Progrès médical*, 1890, p. 118) lit un rapport
sur le travail de Doleris, relatif à la métrite du corps et du
col traitée par le curettage suivi d'écouvillonnage, qui s'élève
avec énergie contre la cautérisation qui déterminerait la sclérose de l'utérus, des atrésies consécutives du col et par suite
la stérilité.

Charpentier prétend que le curettage n'est pas contre-indiqué dans les inflammations des annexes, et assure qu'il n'est
pas douloureux comme les cautérisations.

En 1891, Para (de la Ferté-Alais) présente à l'Académie un
rapport sur le traitement des endométrites par le curage.

Le Dentu, qui a examiné comparativement les principales
méthodes mises en pratique dans le traitement des états inflammatoires de la muqueuse utérine, tire de cette comparai-
son les conclusions suivantes : la cautérisation au chlorure de

zinc et obtenue par les cylindres de pâte de Canquoin doit être proscrite parce qu'elle expose à l'atrésie du col et qu'elle compromet ainsi l'avenir fonctionnel de l'utérus.

M. Skutsch publie, à la même époque, un travail sur le traitement par le curettage des endométrites chroniques, blennorrhagiques et hémorragiques.

Pozzi, après avoir établi un parallèle entre le curettage et la cautérisation avec le bâton de chlorure de zinc, dit qu'autant le curettage est utile dans la métrite compliquée de salpingite catarrhale, autant, au contraire, la cautérisation intense peut présenter des dangers (*Gaz. des hôp.*, p. 37, année 1891).

M. Picqué (*Gaz. des hôp.*, p. 165, année 1891) affirme être favorable au curettage, en basant son opinion sur 150 opérations qu'il a eu l'occasion de pratiquer à l'hôpital Pascal, dans le cours de ses divers remplacements.

Le 4 février 1891, Guellár soutenait devant la Faculté de médecine de Paris sa thèse intitulée : « Curettage de l'utérus dans les affections péri-utérines. »

Le 23 juillet de la même année, Martial Morneau soutenait devant la même Faculté une thèse sur les accidents intra-utérins survenus à la suite des applications de crayons de pâte de Canquoin.

MM. Labadie-Lagrave et Basset publient, dans le *Bulletin médical* du 21 septembre 1892, un article relatif au traitement des salpingites par le curettage suivi de drainage à la gaze iodoformée.

Enfin, le 23 mars 1893, Léon Basset soutient devant la Faculté de médecine de Paris une thèse sur la septicémie puerpérale atténuée par le curettage alors que les injections intra-utérines se sont montrées impuissantes.

A Montpellier, depuis longtemps déjà, sous l'influence de l'enseignement et de la pratique de M. le professeur Courty, la chirurgie intra-utérine trouvait de nombreuses applications.

M. le professeur Grynfeltt (*Montpellier médical*) a fait une série de leçons dans lesquelles il étudie, en détail, les indications, la technique et les résultats du curettage. Il montre que cette méthode donne des résultats variables selon la nature, la forme des lésions de l'endométrium, et spécifie les soins qui doivent suivre et précéder l'action de la curette. Ces leçons constituent un travail des plus utiles dans le traitement de l'endométrite.

Le curettage, prôné en 1846 par Récamier, est une opération qui a repris droit de cité parmi nous. Il serait mal venu, dit M. Polaillon, de critiquer le curettage puisqu'il a trouvé tant de défenseurs à la Société de chirurgie, et puisque les résultats obtenus jusqu'ici ne sont pas faits pour décourager ses partisans. Surpris cependant par la lecture, dans les principaux journaux de médecine et de chirurgie, de certains articles récents, défavorables à l'intervention chirurgicale, nous avons cru qu'il était utile de publier un nouveau mémoire pour confirmer l'opinion des gynécologues sur les avantages du curettage dans le traitement des endométrites.

Qu'il nous soit permis de faire, dans notre thèse, une étude rapide de l'endométrite et de ses différentes formes, en rappelant brièvement son anatomie pathologique, sa symptomatologie, sa pathogénie et son étiologie.

ANATOMIE PATHOLOGIQUE

On appelle endométrite l'inflammation de la muqueuse utérine, qu'elle soit aiguë ou chronique.

On sait aujourd'hui que toutes les métrites débutent par
l'inflammation de cette muqueuse, et que cette inflammation,
dont le caractère particulier est de se localiser le plus souvent
à la muqueuse utérine, constitue la lésion prédominante.

C'est donc l'état inflammatoire de la muqueuse utérine que
nous allons essayer de décrire.

La muqueuse, au lieu d'être lisse, blanchâtre et résistante,
devient irrégulière, boursouflée, molle, pulpeuse, et prend
l'aspect et la consistance de la gelée de groseille. Les ecchy-
moses qu'elle présente dans la forme aiguë lui donnent une
coloration encore plus foncée, et son épaisseur peut atteindre
15 millimètres dans certaines formes pathologiques. La surface
de la muqueuse présente des saillies et des dépressions qui
lui ont valu les épithètes de métrite villeuse, polypeuse, fongueuse et végétante. Dans sa portion cervicale, on trouve de
petits kystes appelés œufs de Naboth, à contenu épais, muqueux et gélatiniforme. De petits kystes semblables, de même
origine, mais à contenu plus liquide et plus séreux, se trouvent
dans la muqueuse du corps de l'utérus.

En anatomie pathologique microscopique, on décrit trois
formes à l'endométrite :

1° L'endométrite glandulaire ;
2°   —   interstitielle ;
3°   —   mixte.

La *forme glandulaire* est caractérisée par une augmentation de longueur et de largeur des glandes, qui deviennent hélicines, flexueuses et tortueuses.

On voit, au microscope, que le tissu glandulaire pathologique diffère peu par sa structure du tissu glandulaire normal.

Les cellules se gonflent et se multiplient dans les inflammations, au point de devenir semblables à celles de la caduque. Dans certains cas, les cellules, au lieu d'être pressées les unes contre les autres, sont séparées par une substance intercellulaire d'aspect granuleux. Les vaisseaux sont congestionnés et dilatés dans les parties profondes et moyennes de la muqueuse utérine.

Dans l'*endométrite interstitielle*, au lieu de cellules arrondies ou ovoïdes, tassées ou séparées par un tissu conjonctif mou, on voit des cellules fusiformes séparées par du tissu conjonctif abondant, épais, dur et fibreux. On voit aussi quelquefois les glandes ainsi emprisonnées s'atrophier et finir par disparaître complètement dans les formes les plus avancées.

Les cellules de l'épithélium perdent leurs cils vibratils, deviennent irrégulières, plates ou cubiques, et se distinguent de celles d'un épithélium pavimenteux par leur disposition irrégulière.

Les cellules peuvent manquer par place et former ainsi de véritables ulcérations.

Au niveau de ces ulcérations, la muqueuse n'existe plus et est remplacée par une membrane fibreuse à revêtement cellulaire irrégulier et incomplet.

L'*endométrite mixte* est caractérisée par une muqueuse qui est atteinte à la fois dans ses éléments glandulaires et dans son tissu conjonctif interstitiel.

De la combinaison et de la modification de ces diverses altérations se forment les principaux types d'endométrite.

Les principaux types d'endométrites sont :
Endométrite aiguë,

—   catarrhale,
—   hémorragique,
—   exfoliative,
—   fongueuse.

Dans l'*endométrite aiguë*, les cellules épithéliales sont très altérées, les glandes ne végètent pas et le processus inflammatoire est surtout interstitiel. La muqueuse congestionnée, gonflée, présente souvent des taches ecchymotiques, et ses capillaires sont très dilatées.

Dans le stroma, on trouve une abondante infiltration de globules blancs. Lorsque l'inflammation est très aiguë, la paroi musculaire est gonflée, œdémateuse et congestionnée.

Dans les formes très septiques, les couches musculeuses superficielles sont atteintes de nécrose (métrite disséquante).

Dans l'*endométrite catarrhale*, un grand nombre de cellules deviennes caliciformes et sécrètent un exsudat parfois très abondant.

L'*endométrite hémorragique*, au point de vue anatomique, est une endométrite interstitielle ou mixte, avec prédominance des lésions du stroma. On y trouve une abondante prolifération vasculaire. Les hémorragies trouvent une explication précise dans le grand nombre de vaisseaux, leur dilatation et leur situation superficielle.

Dans l'*endométrite exfoliative* ou dysménorrhée membraneuse, la muqueuse est épaissie, l'épithélium cylindrique généralement détruit, et des cellules migratrices se sont infiltrées dans le stroma de la muqueuse. De véritables hémorragies se font dans l'épaisseur de cette muqueuse et en séparent les parties superficielles des parties profondes ; telle est l'explication de l'élimination en un bloc de la muqueuse utérine.

Dans l'*endométrite fongueuse*, la muqueuse utérine peut atteindre une épaisseur de 15 millimètres. Cette forme, d'abord décrite par Récamier, puis par Olshausen sous le nom d'endométrite chronique hyperplasique, est une endométrite mixte avec prédominance des lésions glandulaires.

Quant aux altérations de la métrite du col, elles sont absolument identiques à celles du corps ; seulement la fréquence extrême des formations kystiques, jointe à la participation plus fréquente du parenchyme musculaire à l'inflammation, donne une physionomie toute particulière à l'endométrite cervicale. Ces productions kystiques peuvent entraîner des hypertrophies considérables du col, qui est souvent le siège d'érosions ou d'ulcérations.

Souvent ces ulcérations sont plus apparentes que réelles et consistent en un ectropion de la muqueuse endo-cervicale. L'ectropion muqueux peut ou non s'accompagner de l'éversion de la paroi musculaire sous-jacente. Cela se voit surtout à la suite des déchirures du col dont l'importance a été notée et, peut-être, exagérée par Emmet et d'autres chirurgiens américains. On remarque souvent, sur le pourtour du col, des granulations, des villosités vasculaires, des œufs de Naboth saillants, quelquefois aussi de petits polypes muqueux qui donnent lieu à des hémorragies parfois très abondantes. Ces polypes, allongés en langue de chat, arrondis, rougeâtres, à surface tantôt lisse, tantôt grenue, arrivent parfois à prendre au loin dans le vagin.

Il existe une endométrite sénile caractérisée par la sclérose du stroma inter-glandulaire, l'atrophie des glandes, la transformation pavimenteuse de l'épithélium ou sa disparition par place. Des ulcérations s'y produisent, capables de donner lieu à des hémorragies assez abondantes. L'induration des tissus jointe à ces ulcérations hémorragiques, quelquefois un peu fissurées, peut faire croire à un début d'épithélioma. Le diagnostic est souvent fort difficile, surtout dans la forme fétide, qui a été étudiée par Klob et par Roux (de Lausanne).

Nous venons d'étudier l'inflammation de la muqueuse utérine et les altérations diverses qu'elle présente dans les différentes endométrites ; voyons maintenant ce que deviennent les parois musculaires dans ces processus inflammatoires.

Les lésions sont insignifiantes dans les formes aiguës. Quelquefois la paroi musculaire devient le siège d'une infiltration embryonnaire et prend un aspect œdémateux.

Zweifel et son élève Doderlein ont constaté, dans les métrites très septiques, la présence de micro-organismes, non seulement dans les culs-de-sac glandulaires, mais encore dans le tissu interstitiel et jusque dans les espaces qui séparent les fibres musculaires. Il existe parfois de petits foyers purulents disséminés, vrais abcès en miniature.

Dans certains cas, plus rares d'ailleurs, le tissu parenchymateux est atteint de nécrose, comme dans les métrites puerpérales graves par exemple.

Quant aux inflammations du tissu parenchymateux, elles ne sont jamais suppuratives.

La métrite parenchymateuse est caractérisée par une augmentation de la cavité utérine et une augmentation d'épaisseur de la paroi musculaire.

Dans ces cas, la cavité de l'utérus peut mesurer 9 à 10 centimètres à l'hystéromètre. L'augmentation d'épaisseur tient à l'œdème inflammatoire avec infiltration d'éléments globo-cellulaires ou fuso-cellulaires, avec parfois atrophie des fibres musculaires.

Cela ne constitue pas une hypertrophie véritable, puisque tous les éléments du parenchyme ne participent pas à cette altération et que le tissu conjonctif seul est le siège de ces lésions. Le tissu conjonctif est en effet plus abondant et plus épais ; il contient en outre des cellules migratrices. Le centre

de la sclérose semble avoir établi son siège autour des vaisseaux sanguins.

Lésions des annexes. — Il est rare que les annexes res-
tent indemnes, aussi bien dans les endométrites aiguës que
dans les endométrites chroniques. Les voies de transmission
sont multiples; pendant longtemps, surtout sous l'influence
des travaux de Nonat, on localisait les infiltrations inflammatoires dans le tissu connectif péri-utérin (tissu connectif
sous-péritonéal des faces antérieure et postérieure de l'utérus,
tissu connectif des ligaments larges). En Amérique, Emmet
et son école font jouer un grand rôle à la cellulite pelvienne.
Actuellement, les idées de Bernust sont plus acceptées, et l'on
admet que l'infection suit la voie muqueuse en déterminant
de la salpingite et de l'ovario-péritonite. Cette salpingite
catarrhale, purulente (pyo-salpinx), détermine du côté de
l'ovaire, du péritoine, des adhérences, des exsudats plasti-
ques ou purulents, des abcès pelviens. Souvent il existe des
fausses membranes très étendues, très épaisses, soudant
les annexes à l'utérus, aux parois pelviennes, s'étendant à l'é-
piploon et englobant des anses intestinales. De là résultent
les déviations de l'utérus en arrière (rétroversion, rétroflexion)
ou sur les côtés (latéro-flexion).

Le cul-de-sac de Douglass est rempli par des exsudats qui,
dans certains cas, exercent une compression dangereuse sur
le rectum. Des accidents d'occlusion intestinale peuvent en
être la conséquence, comme ils peuvent aussi tenir à des cou-
dures de l'intestin grêle, fixé par des adhérences. A côté de
la voix salpingienne, il faut admettre comme possible la
transmission par la voie lymphangitique; ceci n'est contesté
par personne quand il s'agit des endométrites puerpérales.
Les travaux de Lucas-Championnière l'ont bien établi. Ce
n'est pas douteux non plus, mais le fait est plus rare pour les

endométrites chroniques. Les observations de Trélat, de Cantin, de Courly, de Paul Munde, mettent le fait hors de doute.

Nous n'insisterons pas plus longuement sur cette question des inflammations péri-utérines, bien que leur importance soit considérable.

SYMPTOMATOLOGIE

Les différentes formes d'endométrites comprennent un ensemble de symptômes communs constituant le syndrome utérin de Pozzi, et des symptômes particuliers à chacune d'elles.

SYNDROME UTÉRIN

Au niveau des lombes, des flancs, de l'hypogastre et des fosses iliaques, siègent des douleurs qui, sourdes, persistantes, gravatives au début, augmentent à la suite de fatigues, de faux-pas et de cahots de voiture. Les mictions deviennent douloureuses, fréquentes, et la constipation s'observe le plus habituellement.

Puis, enfin, apparaissent les symptômes de voisinage, tels que : dyspepsie, tiraillements d'estomac, hypocondrie, névroses, névralgies, et une toux petite, étouffée, ne se révélant par aucun signe stéthoscopique.

Le facies utérin est caractéristique; il offre l'aspect des chloro-anémiques avec une teinte terreuse, des taches brunes et un cercle bistré autour des yeux.

La leucorrhée, la métrorrhagie, la dysménorrhée et les troubles menstruels forment l'ensemble des symptômes physiques communs aux affections des organes génitaux internes.

SYMPTOMES PARTICULIERS

L'endométrite aiguë est caractérisée par des frissons au

début, de la fièvre, des vomissements ou simplement des nausées. La malade éprouve des douleurs plus ou moins vives dans tout l'appareil génital : sensations de pesanteur, de chaleur, de gêne dans le bas-ventre et même le vagin ; coliques utérines, douleurs irradiées aux cuisses, aux aines et aux reins, exaspérées par la station debout, le mouvement, les efforts, la palpation, le toucher. Il y a ordinairement du ténesme rectal et vésical. Les règles se suppriment pour reparaître ensuite avec plus d'abondance.

Au bout de deux ou trois jours, survient un écoulement d'abord muqueux, puis muco-purulent. Il y a quelquefois une véritable hémorragie.

Le toucher et le palper combinés dénotent une augmentation de volume de l'organe. Le corps globuleux est très sensible à la pression.

Endométrite catarrhale. — Elle se manifeste surtout par une leucorrhée plus ou moins visqueuse, blanchâtre, jaunâtre, généralement abondante. Les douleurs sacrées sont très atténuées. Le col est souvent hypertrophié et donne lieu à des sensations de pesanteur, de tension et de corps étranger. Le col augmenté de volume, diminué de consistance, d'un rouge plus ou moins foncé, laisse sourdre une grosse goutte muco-purulente qu'il est difficile de détacher. Les ulcérations du col sont très fréquentes dans cette forme d'endométrite qui s'accompagne souvent de phénomènes nerveux, tels que : dyspepsie, palpitations, nervosisme.

L'endométrite hémorragique est caractérisée par un écoulement de sang qui s'effectue le plus souvent sans coliques, par des douleurs lombaires et des points névralgiques variés. Cette forme d'endométrite s'observe au moment de la menstruation chez les jeunes filles, au moment de la ménopause et à la suite d'avortement. C'est aussi dans cette forme et dans la forme catarrhale, qu'on observe une muqueuse végétante, fongueuse, polypeuse, des polypes muqueux et enfin des hypertrophies folliculaires du col.

L'endométrite puerpérale présente tous les caractères de l'endométrite aiguë. Nous insisterons seulement sur ce fait, que la fétidité lochiale, signe sur lequel on s'appuie pour poser le diagnostic, ne survient que vingt-quatre heures, au minimum, après la première poussée thermique.

L'endométrite blennorrhagique se manifeste tout d'abord dans le col. Elle détermine un écoulement muco-purulent très abondant à la phase aiguë. Cet écoulement s'accompagne d'érosions d'un rouge vif, qui sont probablement des érosions vraies dans tous les cas où il ne s'agit pas d'infection mixte puerpéro-gonorrhéique. On se base en clinique, pour établir le diagnostic, sur l'interrogatoire et sur les manifestations de la maladie du côté de la vulve et du vagin.

L'endométrite tuberculeuse pourra être soupçonnée par la présence d'un écoulement épais, grumeleux, joint à l'aménorrhée, à la stérilité, à un mauvais état général et surtout à l'existence avérée de tubercules en d'autres poins de l'organisme.

ÉTIOLOGIE

———

Les endométrites sont toutes d'origine infectieuse, micro-bienne.

Schrœder avait émis le premier cette opinion et considérait l'infection blennorrhagique comme une des principales causes de l'endométrite, soit aiguë, soit chronique.

On sait aujourd'hui combien le gonococcus de Neisser joue un rôle considérable dans l'étiologie des endométrites.

Le vagin et la cavité cervicale de l'utérus contiennent nor-malement des agents phlogogènes et constituent ainsi, pour la cavité utérine proprement dite, une zone dangereuse. On comprendra facilement combien la pénétration, dans la cavité utérine, de ces agents phlogogènes, due soit au coït, soit à des manœuvres de masturbation, soit à une exploration hysté-rométrique ou à un cathétérisme utérin, soit enfin à l'intermé-diaire du doigt de l'accoucheur, puisse être le point de départ d'une endométrite.

Sachant qu'à chaque époque menstruelle, qu'après un ac-couchement ou un avortement, il se produit une effraction partielle ou totale du revêtement protecteur, on concevra aisé-ment combien, par la présence de ces agents phlogogènes, seront grandes, pour la production des endométrites, les in-fluences dues aux accouchements, aux avortements, et à la menstruation.

Il est donc bien établi que, dans l'endométrite septique, les accident· inflammatoires sont dus à une prolifération de microbes pathogènes.

L'infection septique est ordinairement due au streptococcus pyogenes de Rosenbach. Les staphylococcus aureus, albus, semblent intervenir plus rarement d'une façon primitive; Brumm les a pourtant rencontrés à l'état de pureté dans quelques cas assez légers d'infection puerpuérale.

La virulence des staphylocoques domestiques dans les voies génitales de la femme peut être réveillée par des causes de nature secondaire, telles que : la débilitation, le traumatisme, les excès vénériens et certaines fièvres éruptives.

La tuberculose génitale est assez rare et, le plus souvent, secondaire.

Il faut tenir compte aussi des saprophytes, des bacilles et des cocci qui n'attendent, pour évoluer, qu'une modification favorable du milieu.

Enfin on croit pouvoir affirmer que la présence d'un germe pathogène favorise souvent le développement d'une autre espèce de microbe.

PATHOGÉNIE

Nous avons déjà vu que Schroeder avait considéré le premier, au point de vue pathogénique, toutes les inflammations de l'utérus comme étant d'origine infectieuse et microbienne.

Il est bien établi, dit Pozzi, que, dans la métrite septique, l'origine des accidents se trouve dans une prolifération de microbes pathogènes, et que la ténacité de cette inflammation de l'utérus est due à la persistance de ces germes.

Pozzi tire cette conclusion des recherches faites par Pasteur, Gœnner (de Bâle) et Straus.

En effet, Pasteur avait déjà découvert dans les lochies des femmes malades un grand nombre de microbes, alors que ceux-ci faisaient absolument défaut dans celles des femmes saines.

De son côté, Gœnner (de Bâle) découvrit, en 1887, des streptococci dans les cas de fièvre puerpérale.

Doderlein, en 1888, après s'être entouré de précautions les plus antiseptiques, prenait des lochies dans la cavité utérine de femmes qui venaient d'accoucher, et constatait que, lorsqu'après l'accouchement la température ne dépassait pas 38°, le liquide pris dans cette cavité ne contenait aucun microbe, tandis qu'au contraire les cocci et les bacilles se trouvaient en très grande quantité dans les cas d'hyperthermie.

On sait aujourd'hui que, dans le vagin et dans la portion cervicale de la cavité utérine, se trouve le plus souvent, à l'état normal, une grande quantité de microbes tels que des streptocoques, des staphylocoques et des bacilles de diverses formes.

Ces microbes, domestiqués dans les voies génitales de la femme, perdent de leur virulence ; mais on comprendra, sans nul doute, que cette virulence pourra être tout d'un coup réveillée par des circonstances favorables dont nous avons déjà parlé dans l'étiologie de l'endométrite.

Telle est l'explication des phénomènes dus à l'auto-infection.

La découverte par Eiselsberg, Furbringer et Biondi, de la présence des staphylocoques pyogènes aureus et albus, dans les salles d'hôpitaux, dans la râclure des ongles, dans l'eau de vaisselle et dans la salive normale, explique la diminution énorme de la morbidité dans les services d'accouchements, où l'on ne laisse plus examiner les femmes en couches.

On avait constaté déjà plusieurs fois que des épidémies de fièvre puerpérale suivaient ou précédaient des épidémies d'érysipèle et de phlegmon.

Cela s'explique naturellement, car on sait parfaitement aujourd'hui que le même microbe, le streptococcus pyogenes, engendre la septicémie puerpérale, l'érysipèle et le phlegmon.

L'existence des staphylocoques, des streptocoques dans certains milieux extérieurs et du gonocoque de Neisser, agent le plus généralement exogène, explique suffisamment par leur pénétration dans la cavité utérine les phénomènes d'hétéro-infection.

La pénétration de ces microbes dans la cavité utérine est le plus généralemement consécutive, comme nous l'avons déjà dit précédemment, à l'intermédiaire du doigt de l'accoucheur, à une exploration hystérométrique, à un cathétérisme utérin, à des manœuvres de masturbation et enfin au coït.

TRAITEMENT

TRAITEMENT PROPHYLACTIQUE

On devrait, dans tous les cas d'accouchement et d'avortement, pour restreindre le champ de la thérapeutique dans l'endométrite, appliquer une prophylaxie rationnelle, observer les règles les plus rigoureuses de l'antisepsie, suturer immédiatement les lèvres du col, faire des irrigations intra-utérines ou le curettage, s'il y a élévation de la température ou simplement rétention avérée de débris ovulaires. On devra soigner énergiquement et sans retard toute sécrétion suspecte (vulvo-vaginite, bartholinite). Il faudra indiquer aux femmes les soins hygiéniques qu'elles doivent prendre et les inconvénients que présentent les ustensiles de toilette mal entretenus.

TRAITEMENT CURATIF

Endométrite aiguë

Métrite puerpérale. — Recourir d'emblée au curettage suivi de lavages et de pansements intra-utérins à la gaze iodoformée imbibée ou non de glycérine créosotée.

Combattre, en même temps, les phénomènes d'intoxication par les antithermiques et les toniques, le fonctionnement intestinal étant assuré par un purgatif doux.

Métrite blennorrhagique.— Dans cette forme, le curettage vaut encore mieux que les petits moyens applicables à la phase subaiguë. Mis ici, le curettage serait insuffisant, si l'on n'avait soin de le faire suivre d'irrigations intra-utérines répétées d'une solution de sublimé à 1/1000 et de pansements intra-utérins à la gaze iodoformée imbibée de glycérine créosotée au 1/3.

Endométrite chronique

Si, d'une manière générale, les indications thérapeutiques sont multiples et peuvent varier avec les symptômes dans chaque cas d'endométrite chronique, il en est au moins deux qui persistent toujours :

1° Déterminer l'élimination de la muqueuse malade ;

2° Cette élimination doit s'effectuer sous le couvert de l'antisepsie.

Soignez les endométrites, disait Trélat, pour éviter leurs complications.

Deux méthodes principales se trouvent encore actuellement en présence et ont été, tout récemment, l'objet d'une nouvelle et longue discussion dans la séance supplémentaire du 28 mars 1895, sous la présidence de M. Richelot.

Ces deux méthodes sont : la cautérisation et le curettage.

Il paraît être bien démontré aujourd'hui, grâce aux longues discussions qui se sont élévées dans ces dernières années entre les partisans de ces deux méthodes, que le curettage de l'utérus suivi d'écouvillonnage et d'injections légèrement caustiques, ou encore mieux, comme nous l'a fait si bien observer M. le professeur Tédenat, que le curettage suivi de la cautérisation légère obtenue à l'aide d'un tampon de ouate aseptisée, imbibée de teinture d'iode et du drainage de la cavité utérine, est le traitement par excellence de l'endométrite en général.

Aux objections soulevées par les partisans de la méthode de MM. Dumontpallier et Polaillon, nous opposerons les arguments suivants :

Si les caustiques sont en même temps des antiseptiques, il n'en est pas moins vrai que les soins préparatoires à faire prendre à la femme sont les mêmes que ceux recommandés pour le curettage (Thèse de Paul Chalançon, Montpellier, 1891).

La méthode offre un danger dans la facilité même de son application, sachant combien elle reste dangereuse dans les mains les mieux expérimentées. (Polaillon et Dumontpallier eurent eux-mêmes à enregistrer des accidents.)

Le curettage est aujourd'hui aussi facilement accepté que la cautérisation.

Qu'il suffise, pour convaincre les plus incrédules, d'invoquer les innombrables et belles statistiques de MM. Trélat, Doleris, Pozzi, Terrillon, Richelot et Charpentier.

Le curettage n'est pas très douloureux, et les sensations de coliques éprouvées par la malade disparaissent immédiatement après l'opération.

L'anesthésie donc, pour le curettage, est loin d'être obligatoire, et ne peut constituer dans le cas particulier un réel danger.

Le curettage est une opération bénigne, facile et efficace lorsqu'il est fait sous le couvert de l'antisepsie. (Trélat ne nous prouve-t-il pas suffisamment la bénignité de cette intervention chirurgicale, en la faisant faire journellement par ses internes ?)

Le curettage a une action parfaitement limitée, et, loin de provoquer des hémorragies utérines, les arrête au contaire.

La méthode de Récamier n'a jamais été suivie, comme celle de Dumontpallier, de cas de sténose et d'atrésie du col.

Le curettage, au lieu d'entraîner la stérilité de l'utérus, rend à l'organe son rôle physiologique. En effet, Martin,

Béniké et Henricius ont constaté, en cinq ans, quatre-vingt-neuf grossesses survenues après le curettage.

Reportons-nous pour un instant à notre observation IV, et constatons un cas de grossesse survenue cinq mois après un curettage pratiqué chez une femme mariée depuis six ans, et qui n'avait eu qu'une seule grossesse, terminée par une fausse couche, vers la fin de sa deuxième année de mariage.

Il serait superflu d'énumérer toutes les statistiques favorables, à ce point de vue, au curettage.

Le curettage, de l'aveu même de ses adversaires, réussit mieux que la cautérisation dans l'endométrite invétérée.

Nous ajouterons de plus que, ce qui nous a fait rejeter la cautérisation, ce sont les inconvénients et les dangers de ce mode de traitement.

En effet, l'absorption, au niveau de la muqueuse utérine, de certains caustiques a donné lieu à des intoxications des plus sérieuses.

La guérison des endométrites nécessite plusieurs cautérisations, et elles ne réussissent pas dans bon nombre de cas (*B. M.*, année 1888, page 893).

La présence des caustiques, du crayon mitigé lui-même, dans la cavité utérine occasionne le plus souvent des douleurs terribles, nécessitant l'emploi de calmants. Nous avons tout personnellement, et cela à plusieurs reprises, constaté, à la suite de la cautérisation au crayon de Desmarres, des douleurs terribles se prolongeant pendant plusieurs heures et qui ont nécessité des injections hypodermiques de chlorhydrate de morphine.

De Grandmaison, Lauth et Reynier ont même constaté des cas de syncope produite par ces caustiques.

La cautérisation ne se fait pas uniformément lorsque les dimensions de la cavité utérine se trouvent considérablement augmentées.

Il est dangereux d'employer ce procédé dont on ne peut limiter les actions destructives.

L'eschare produite par la cautérisation forme dans l'utérus un corps étranger, douloureux, difficile à expulser.

Les crayons caustiques, difficilement maintenus quelquefois dans la cavité utérine, peuvent, à la suite de contractions de l'organe, être expulsés en partie ou en totalité hors de la cavité et ulcérer, malgré la présence du tampon vaginal, les parois du vagin.

A la cautérisation succèdent le bourgeonnement et la suppression de la muqueuse qui donnent lieu à des atrésies, à des sténoses, à des cas de stérilité et à la perte de la fonction. En effet, encore tout récemment, M. Budin cite, dans la discussion à l'Académie de médecine (*Progrès médical* du 6 avril 1895, le cas d'une femme qui, traitée par M. Dumontpallier lui-même à l'Hôtel-Dieu, était venu le trouver quatre mois après, se croyant enceinte, pour se faire examiner. L'utérus atrophié était réduit à un petit moignon dur et fibreux, de la grosseur de l'extrémité de l'index. Les règles n'étaient naturellement pas revenues et la malade avait horriblement souffert à la suite de l'application du chlorure de zinc.

M. le professeur Tédenat a été obligé de faire l'hystérectomie vaginale chez une femme à qui, deux ans auparavant, on avait fait l'application d'un crayon au chlorure de zinc. Le col était complètement oblitéré et la cavité utérine, ainsi que la trompe droite, distendues par du pus mélangé à un peu de sang. La malade, âgée de trente-deux ans, éprouvait d'épouvantables douleurs contre lesquelles des tentatives de dilatation du col n'avaient rien pu. La guérison fut parfaite.

Les expériences de Bossi (*Nouvelles archives d'obstétrique et de gynécologie*, 1892), faites chez des chiennes, montrent des cas de métro-péritonite aiguë mortelle, des cas de destruction complète de la muqueuse utérine avec atrésie du col, des collections séro-purulentes distendant le corps utérin et les trompes avec des adhérences péritonéales solides et étendues.

De plus, dans les cas où les accidents susnommés ne n'étaient pas produits ou étaient restés légers, les glandes de la muqueuse utérine étaient en grand nombre devenues kystiques par le fait d'un travail de sclérose diffuse. La fonction si importante de la muqueuse utérine paraissait donc absolument compromise, à la suite des applications de chlorure de zinc suivant la méthode de Dumontpallier. Des accidents analogues, bien que d'un moindre degré, ont été signalés surtout par des chirurgiens de Bordeaux à la suite d'applications de crayons de sulfate de cuivre au tiers ou au cinquième.

Il est dangereux donc d'employer la cautérisation, car il est souvent impossible d'affirmer l'intégralité absolue des annexes. La cautérisation, en oblitérant souvent l'ostium uterinum par du tissu cicatriciel ou en le rétrécissant, constitue un réel danger ; en effet, la muqueuse tubaire étant le siège d'une sécrétion pathologique, on conçoit avec quelle facilité doivent se former des collections liquides, muqueuses, sanguines ou purulentes dans les trompes altérées (Pozzi).

Le curettage, au contraire, dans certains cas de complication annexielle, rend de réels services. En effet, en Amérique, Murray a cité des cas de collections tubaires (pyo-salpinx compris) qui ont disparu à la suite du curettage précédé et suivi d'un drainage dilatateur de l'utérus avec la gaze iodoformée, et a insisté surtout sur ces évacuations tubaires dans les cas où les trompes ne sont pas en prolapsus.

Munde et Polk ont cité également des observations analogues à celles de Murray.

En France, Trélat affirme que les lymphangites péri-utérines sont une indication très nette de curettage, et que cette opération rend de réels services dans les cas de salpingites catarrhales, lorsqu'elle est suivie de drainage de la cavité utérine à la gaze iodoformée imbibée de glycérine créosotée au 1/3.

C'est pour toutes ces raisons que nous croyons devoir repousser la cautérisation de Dumontpallier et adopter définitivement le curettage dans le traitement des endométrites en général.

CURETTAGE DE L'UTÉRUS

MOMENT DE L'OPÉRATION. — A moins d'urgence, il faut opérer, de préférence, une semaine environ après la cessation des règles.

SOINS PRÉLIMINAIRES. — Quand on peut attendre et que la malade s'y prête, on préfère généralement, à la dilatation rapide par les divulseurs et les bougies, la dilatation lente par la laminaria et l'éponge.

Anesthésie. — Ne recourir à l'anesthésie (au chloroforme ou à l'éther) que dans le cas où la malade est peu courageuse, trop sensible et très nerveuse.

Aides. — Deux aides suffisent, si la malade, placée dans la position sacro-dorsale, a les jambes maintenues par un appareil.

Instruments. — Dépresseur périnéal (valve de Sims), un écarteur, une pince à abaissement du col, un hystéromètre, une sonde à irrigation intra-utérine de Doleris, une pince à pansement, un dilatateur mécanique ou des bougies d'Hégar, deux écouvillons ou mieux le porte-ouate de Playfair, enfin des curettes. La plupart des opérateurs préfèrent aujourd'hui les curettes tranchantes aux curettes mousses.

TECHNIQUE. — La malade est dans la position de la taille, sur une table opératoire, ou simplement en travers de son lit. On découvre le col avec une valve périnéale large et courte, et un écarteur appliqué sur la paroi vésico-vaginale. On fixe une pince à griffes sur la lèvre antérieure et à un centimètre au moins du bord libre du col, si les tissus sont ramollis par un néoplasme, par l'accouchement ou la dilatation artificielle; on retire l'écarteur et on abaisse modérément l'organe. La pince est alors confiée à l'aide, afin qu'on puisse, au besoin, contrôler l'action de la curette avec une main portée sur la paroi abdominale. On s'assure, avec l'hystéromètre, de la direction et de la profondeur de la cavité utérine, et, si elle n'est pas suffisamment perméable, on la dilate au moyen d'un dilatateur mécanique ou des bougies d'Hégar.

La curette est alors introduite doucement et prend le contact du fond de l'utérus. Puis on râcle la cavité de haut en bas, en agissant successivement sur les parois antérieure et postérieure, sur les bords et sur la voûte ; on continue méthodiquement cette manœuvre tant que la curette ramène des fragments muqueux. On est averti que la paroi musculaire est mise à nu par une sensation de résistance plus ou moins accentuée et par un bruit spécial, nettement perceptible pour l'opérateur et ses assistants: c'est le cri utérin. On termine en fouillant les cornes avec une curette plus petite. Il est bon, après le curettage proprement dit, de faire une copieuse injection dans l'utérus pour entraîner les caillots et les débris de tissus (sublimé à 1/3000). On termine par l'application de solutions cathérétiques (glycérine créosotée au 1/3, teinture d'iode pure, glycérine iodo-phéniquée) sous forme de badigeonnage (porte-ouate de Playfair), d'injection, ou par l'intermédiaire de l'écouvillonnage.

On se contentera, comme pansement, d'un simple tamponnement du vagin à la gaze iodoformée.

Le tamponnement intra-utérin sera réservé aux cas de septicémie et de subinvolution de l'utérus, pour assurer le drainage des liquides et solliciter les contractions de l'organe.

Les douleurs post-opératoires sont généralement nulles et
peuvent être supprimées avec une injection sous-cutanée
d'atropo-morphine.

Le pansement doit être renouvelé tous les deux ou trois
jours. Au bout de huit à dix jours, on peut faire lever la malade et substituer au pansement des injections antiseptiques
bi-quotidiennes, qui devront être continuées jusqu'aux pro-
chaines règles.

La reprise des rapports conjugaux n'aura lieu qu'après leur
cessation.

NOTA. — Un traitement préparatoire au curettage est nécessaire toutes les fois qu'il existe des lésions annexielles de
quelque importance. Il consiste en injections antiseptiques
chaudes (au sublimé à 1/2000), en tamponnement vaginal au
moyen de la gaze iodoformée ou salolée, de tampons de ouate
imbibée de glycérine boriquée au 1/10 ou ichtyolée.

Sous l'influence de ce tamponnement, qui doit être fait sous
une certaine pression (Tagliafero), les douleurs diminuent,
l'exsudat subit un travail de résorption plus ou moins accen-
tué, et le curettage se fait dans de meilleures conditions.
Dans la plupart des cas, avant de pratiquer le curettage,
M. le professeur Tédenat emploie pendant quelques jours des
irrigations antiseptiques intra-utérines au moyen de la pince
injectrice de Reverdin.

Chaque irrigation est suivie d'un tamponnement intra-utérin
avec la gaze iodoformée imbibée de glycérine. Cette pratique
a le double avantage d'aseptiser la muqueuse utérine, de dilater
l'utérus et d'en assouplir les parois. Dans ces conditions, le
curettage est plus facile et souvent rendu si peu douloureux,

que beaucoup de malades ne s'aperçoivent pas qu'on le pratique.

INDICATIONS

Le curettage est indiqué dans toutes les formes de l'endométrite.

Dans les cas d'altérations profondes du col utérin, on doit faire suivre le curettage de l'opération de Schrœder.

Le curettage, suivi de drainage, trouve son indication dans les cas d'endométrites compliquées de salpingites catarrhales légères ou de lymphangites. L'opération, en effet, dégage l'utérus et permet à la guérison de la muqueuse utérine de se propager, pour ainsi dire, dans l'oviducte (Pozzi).

Dans les cas légers d'inflammation péri-utérine diffuse, le curettage rend de réels services (Thèse de Guellard, 4 février 1891, Paris).

Si les lésions péri-utérines sont manifestement entretenues et aggravées par l'existence d'une inflammation développée dans la cavité utérine, le curettage est encore indiqué.

CONTRE-INDICATIONS

Les altérations nettement établies des annexes sont une contre-indication.

Le curettage sera également contre-indiqué dans l'inflammation péri-utérine chronique.

OBSERVATIONS

Observation I

Endométrite puerpérale compliquée de salpingite légère du côté gauche .

F... M..., âgée de vingt-sept ans, ménagère, mariée, entre à l'hôpital civil de Mustapha (salle Lisfranc), le 9 janvier 1895.

Réglée normalement à l'âge de treize ans, accouchement normal il y a vingt-neuf mois. Depuis cette époque, leucorrhée abondante, douleurs abdominales s'irradiant dans les lombes et les cuisses. Il y a six mois, une fausse couche de deux mois et demi. La leucorrhée devient encore plus abondante, les douleurs abdominales deviennent de plus en plus fortes, et la malade, ne pouvant plus travailler, entre à l'hôpital une première fois, le 21 novembre 1894; au toucher, on constate que le col est gros, légèrement granuleux, entr'ouvert; la trompe gauche est volumineuse, hypertrophiée et très douloureuse.

La malade, traitée par des lavages intra-utérins au sublimé au 1/2000 et par des tamponnements vaginaux à la gaze iodoformée, semble être améliorée; en effet, la leucorrhée est presque tarie, cependant les douleurs ainsi que l'hypertrophie persistent du côté de la trompe gauche. La malade sort le 22 décembre 1894.

Quelques jours après, cette même malade entre de nouveau à l'hôpital. L'écoulement leucorrhéique est redevenu abondant et les douleurs persistent toujours.

10 janvier. — Lavage utéro-vaginal, curettage, écouvillon-

nage, injection intra-utérine de teinture d'iode, pansement vaginal à la gaze iodoformée.

Les pansements vaginaux et les injections intra-utérines de teinture d'iode sont renouvelés tous les trois jours.

Les douleurs, l'hypertrophie de la trompe et l'écoulement leucorrhéique diminuent progressivement jusqu'au jour de la sortie, le 10 février 1895, un mois après le curettage.

La malade, revue quelque temps après, ne présentait plus aucun signe d'endométrite.

Observation II

Endométrite hémorragique

R... M..., entre à l'hôpital civil de Mustapha, le 15 mai 1894 (salle Bichat).

Pas d'enfants, pas de fausses couches, les menstrues sont irrégulières.

Le 8 avril, hémorragie subite très abondante.

Au toucher, le cul-de-sac latéral gauche est légèrement douloureux, le cul-de-sac postérieur est occupé par le corps de l'utérus, le col est dévié en avant du pubis.

A l'examen au spéculum, le col apparaît gros et présente une ulcération sur la lèvre antérieure. La cavité utérine mesure 7 centimètres de profondeur et laisse écouler une leucorrhée assez abondante qu'accompagne une hémorragie douloureuse.

25 mai. — Application de pommade belladonée sur la paroi abdominale, au niveau de l'ovaire gauche. Injection vaginale très chaude au sublimé à 1/1000, potion à l'ergotine.

29. Hémorragie très abondante survenue subitement pendant la nuit, malgré la potion d'ergotine. Aussi procède-t-on, dès le matin, au tamponnement vaginal.

31. — Hémorragie arrêtée, pertes blanches toujours abondantes.

Injection vaginale très chaude au sublimé à 1/1000, pansement vaginal à la gaze iodoformée.

5 juin. — Nouvelle hémorragie et écoulement muco-purulent toujours très abondant.

6. — Dilatation de la cavité utérine, curettage, écouvillonnage, injection intra-utérine de glycérine créosotée au 1/3,
pansement vaginal à la gaze iodoformée.

11. — Lavage vaginal au sublimé à 1/1000, pansement vaginal à la gaze iodoformée.

16. — Première injection de teinture d'iode, lavage et pansement vaginaux.

20. — Deuxième injection de teinture d'iode, lavage et pansement vaginaux.

25. — L'écoulement sanguin a diminué. Troisième injection
de teinture d'iode, pansement et lavage vaginaux.

26. — Plus d'hémorragie, plus de douleurs dans la fosse
iliaque gauche.

La malade sort guérie, vingt jours après le curettage.

Ayant eu l'occasion de revoir la malade vers la fin du mois
de juillet, nous avons pu constater au spéculum que l'utérus
était normal, et qu'il n'existait plus trace d'hémorragie et de
leucorrhée.

Observation III

Endométrite hémorragique

B. J..., âgée de trente-sept ans, entro le 13 mars 1895 à
l'hôpital civil de Mustapha (salle Lisfranc).

Réglée à treize ans, normalement. Pas d'accouchements
normaux. Pas de fausses couches.

10 février. — Hémorragie brusque, abondante, qui affaiblit considérablement la malade, continuellement dans le sang.

Au toucher, les culs-de-sac sont libres ; le col tuméfié, rouge, ulcéré et légèrement entr'ouvert.

De légères douleurs siègent au niveau des lombes pour s'irradier vers l'hypogastre et les cuisses.

La marche devient très pénible et augmente l'écoulement sanguin. La malade éprouve des vertiges, des éblouissements et de la céphalalgie.

14 mars. — On examine la malade et on place dans la cavité utérine une tige de laminaria.

15. — Lavage utéro-vaginal, curettage, écouvillonnage, injection intra-utérine de teinture d'iode, pansement vaginal à la gaze iodoformée.

Tous les deux jours, les lavages et pansements à la gaze iodoformée sont renouvelés.

4 avril. — Léger écoulement, plus de douleurs.

Les lavages et les pansements sont seulement renouvelés tous les trois jours.

La malade, ne présentant plus de trace d'écoulement, sort guérie le 24 avril 1895, c'est-à-dire quarante-deux jours après son entrée.

Observation IV

(Communiquée par M. le Dr Bouzian)

Endométrite blennorrhagique

G. M...., âgée de vingt-trois ans, mariée, vint, le 11 septembre 1894, consulter M. le Dr Bouzian pour des pertes blanches abondantes et douloureuses.

Cette malade éprouve, depuis quatre ans environ, au niveau des régions lombaire et hypogastrique, des tiraillements qui

s'irradient dans les cuisses, et des crampes d'estomac, augmentées après les repas. L'appétit a diminué dans ces derniers
temps.

État local : Le col est volumineux, rouge, entr'ouvert et
laisse sourdre un muco-pus abondant.

Le corps de l'utérus est en rétro version légère.

L'urèthre, par la pression, laisse échapper un léger suin-
tement franchement blennorrhagique (le mari a la goutte
militaire).

28 septembre. — Lavage vaginal au sublimé à 1 pour 1000.
Lavement quelques heures avant l'opération. Dilatation de la
cavité utérine, curettage, écouvillonnage, injection intra-utérine de glycérine créosotée au 1/3, drainage de la cavité utérine par une mèche de gaze iodoformée, pansement vaginal
à la gaze.

Au réveil, quelques vomissements glaireux dus à l'anesthésie.

1ᵉʳ octobre. — Lavage utéro-vaginal à l'eau phéniquée à
5 pour 100, pansement vaginal à la gaze iodoformée.

Les vomissements disparaissent complètement le quatrième
jour après le curettage, nouveau pansement utéro-vaginal à
la gaze iodoformée.

Ces pansements utéro-vaginaux sont renouvelés tous les
deux jours jusqu'au 11 octobre.

A partir de cette époque, lavage et pansement vaginal (seulement) à la gaze iodoformée.

Cette femme, qui avait eu une seule grossesse vers la fin
de sa deuxième année de mariage, époque à laquelle elle se
trouvait en parfaite santé, présente actuellement, c'est-à-dire
huit mois après le curettage, une nouvelle grossesse de trois
mois.

Observation V

Endométrite aiguë

C. M..., âgée de vingt-cinq ans, célibataire, domestique, entre à l'hôpital de Mustapha (salle Bichat).

Réglée à quatorze ans. Menstrues régulières. Plusieurs fausses couches.

Depuis un mois, elle éprouve des douleurs dans la région lombaire qui s'irradient dans l'hypogastre et dans les cuisses. Depuis la même époque, elle est atteinte de pertes blanches très abondantes.

Au toucher, col gros, dur, situé en arrière et à gauche. Culs-de-sac libres. Vagin très chaud et très congestionné.

A l'examen au spéculum: Vulve très grande. Colpocèle antérieure et postérieure. Orifice cervical très ouvert, d'où s'écoule un liquide abondant et jaunâtre. Rien d'anormal du côté du méat urinaire.

20 novembre. — Dilatation. Curettage. Écouvillonnage. Injection à la glycérine iodoformée. Tamponnement vaginal à la gaze iodoformée. Trachélorraphie.

22. — Injection intra-utérine de teinture d'iode. Pansement vaginal à la gaze iodoformée.

24. — Deuxième injection de teinture d'iode. Pansement vaginal.

26. — Troisième injection de teinture d'iode et dernier pansement vaginal à la gaze iodoformée.

Les lavages au sublimé à 1/1000 et les pansements vaginaux à la gaze iodoformée sont renouvelés tous les deux jours jusqu'à sa sortie de l'hôpital.

La malade sort guérie le 23 décembre, c'est-à-dire un mois après le curettage.

Observation VI

Endométrite chronique

C. E..., âgée de trente ans, ménagère, entre à l'hôpital civil de Mustapha (salle Bichat), le 20 août 1894.

Réglée à quatorze ans, — a eu six enfants, — pas de maladies antérieures. Depuis la ménopause, il y a huit ans, a des pertes blanches très abondantes provoquant à certains moments de violentes douleurs dans les régions lombaire et abdominale. Depuis deux ans environ, est prise, par intermittence, d'une rétention d'urine qui la laisse parfois pendant vingt-quatre heures sans uriner.

A l'examen au spéculum : col utérin volumineux, lèvres cervicales molles et tuméfiées entre lesquelles s'écoule un liquide muco-purulent.

Le méat urinaire est obturé par une petite tumeur très rouge, végétante, qui, attirée au dehors de l'urèthre à l'aide d'une pince de Péan, est facilement morcelée.

Le lendemain, on constate, après avoir dilaté le canal de l'urèthre à l'aide d'une tige de laminaria, que la tumeur présente une surface d'implantation s'étendant sur tout le pourtour de ce canal. Nous nous trouvons donc en présence, non pas d'un polype, mais d'une simple hypertrophie de la muqueuse uréthrale.

Anesthésie locale à la cocaïne et excision de la partie de la muqueuse hypertrophiée.

Depuis ce jour, la miction devient de plus en plus facile.

31 août. — Dilatation à l'aide d'une tige de laminaria, injections vaginales, tampon vaginal à la gaze iodoformée.

1er septembre.— Curettage, écouvillonnage, injection intra-utérine à la teinture d'iode, pansement vaginal à la gaze iodoformée.

6. — Deuxième injection de teinture d'iode et pansement vaginal.

11. — Troisième injection de teinture d'iode et pansement vaginal.

Les jours suivants, simples injections vaginales au vanswieten et pansement à la gaze iodoformée.

La malade sort guérie le 24 septembre 1894, c'est-à-dire vingt-quatre jours après le curettage.

Observation VII

Endométrite chronique

G. R..., âgée de trente-quatre ans, mariée, entre le 12 décembre 1894 à l'hôpital civil de Mustapha (salle Lisfranc).

Réglée normalement à quatorze ans. A l'âge de vingt-deux ans, un premier accouchement normal.

A vingt-quatre ans, c'est-à-dire deux ans après, un second accouchement normal. Depuis cette époque, écoulement leucorrhéique, mais pas de symptômes douloureux.

A l'âge de vingt-six ans, deux ans après son second accouchement, elle eut une hémorragie qui se prolongea d'une façon continue pendant onze jours, et accompagnée de fièvre et de ballonnement du ventre. Les pertes blanches continuént toujours, et, deux ans plus tard, les règles se suppriment pour ne plus reparaître. La malade attribue la disparition de ses règles à une émotion violente qu'elle eut à cette époque. A partir de ce moment, les pertes blanches deviennent progressivement douloureuses, au point d'empêcher la malade de travailler et de l'obliger à entrer à l'hôpital.

A l'examen au spéculum, on constate que le col est rouge violacé, tuméfié, gros, granuleux, ulcéré.

L'écoulement leucorrhéique étant peu abondant, il semble

qu'un curettage ne doive pas être nécessaire ; aussi se borne-t-on à faire des injections intra-utérines de teinture d'iode que l'on renouvelle tous les deux jours.

Au bout de quinze jours de ce traitement, l'amélioration n'étant pas sensible, on dilate la cavité utérine au moyen d'une tige de laminaria et on la draine avec de la gaze imbibée de naphtol camphré. Les pansements intra-utérins sont renouvelés tous les deux jours, et cela pendant trois semaines environ.

La malade ne se sentant pas soulagée, et la leucorrhée étant toujours franchement purulente, on se décide à faire le curettage de l'utérus.

8 février. — Lavage intra-utérin à la sonde à double courant, curettage, écouvillonnage, injection intra-utérine d'une solution de perchlorure de fer, drainage à la gaze iodoformée.

10. — L'écoulement a bien diminué. On fait de nouveau un lavage vaginal et on draine la cavité utérine.

12. — Léger écoulement muco-purulent. Pansement utéro-vaginal à la gaze iodoformée.

15. — L'écoulement a presque totalement disparu. On fait, malgré cela, une injection intra-utérine à la teinture d'iode.

Les injections sont renouvelées tous les trois jours, et la malade sort complètement guérie le 2 mars 1895.

Observation VIII

Endométrite fongueuse

L. C..., âgée de vingt-cinq ans, entre, le 25 août 1894, à l'hôpital civil de Mustapha (salle Bichat).

Mariée à vingt ans. Deux enfants depuis son mariage.

Depuis le dernier accouchement, qui se fit à l'aide d'une application de forceps, il y a un an et demi, elle éprouve de violentes douleurs dans la région lombaire, accompagnées de pertes blanches très abondantes. Inappétence presque complète, nausées et vomissements alimentaires très fréquents.

État actuel : Au toucher, le col est volumineux, ulcéré et légèrement entr'ouvert. Vaginisme.

De l'utérus s'écoule un muco-pus de coloration jaunâtre, très abondant et épais.

20 août 1894. — Anesthésie au chloroforme et à l'éther. Dilatation. Curettage permettant de constater dans l'utérus l'existence de fongosités énormes et nombreuses. Écouvillonnage et injections intra-utérines à la glycérine créosotée au tiers. Mèche iodoformée.

28. — Injection intra-utérine de teinture d'iode et pansement à la gaze iodoformée. Vaginisme complètement disparu.

15 septembre. — Plus d'écoulement, plus de douleurs dans la région lombaire. Appétit revenu. Ulcération parfaitement cicatrisée.

La malade, complètement guérie, sort le 16 septembre.

Il nous est permis de la revoir toutes les semaines et d'affirmer, le 20 décembre de la même année, que la guérison est certaine.

Vu et permis d'imprimer :
Montpellier, le 6 juin 1895.
Le Recteur,
J. GÉRARD.

Vu et approuvé :
Montpellier, le 6 juin 1895.
Le Doyen,
MAIRET.

SERMENT

En présence des Maîtres de cette Ecole, de mes chers
condisciples et devant l'effigie d'Hippocrate, je promets et
je jure, au nom de l'Être suprême, d'être fidèle aux lois de
l'honneur et de la probité dans l'exercice de la médecine.
Je donnerai mes soins gratuits à l'indigent, et n'exigerai
jamais un salaire au-dessus de mon travail. Admis dans
l'intérieur des maisons, mes yeux ne verront pas ce qui
s'y passe, ma langue taira les secrets qui me seront confiés,
et mon état ne servira pas à corrompre les mœurs ni à
favoriser le crime. Respectueux et reconnaissant envers
mes Maîtres, je rendrai à leurs enfants l'instruction que
j'ai reçue de leurs pères.

Que les hommes m'accordent leur estime, si je suis fidèle
à mes promesses! Que je sois couvert d'opprobre et méprisé
de mes confrères, si j'y manque!

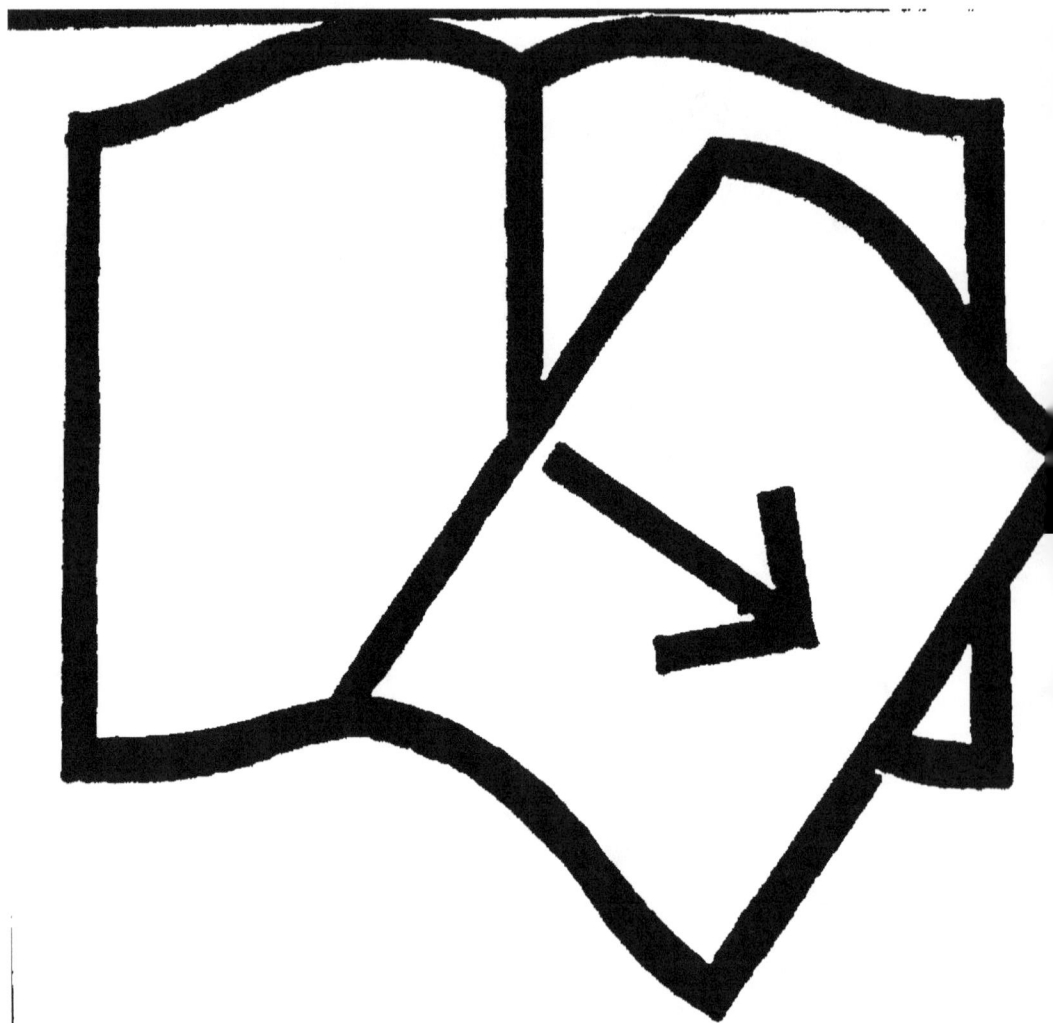

Documents manquants (pages, cahiers...)

NF Z 43-120-13

www.ingramcontent.com/pod-product-compliance
Lightning Source LLC
Chambersburg PA
CBHW050541210326
41520CB00012B/2671